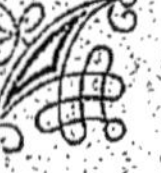

INSTRUCTION PRATIQUE

SUR LES

MALADIES VÉNÉRIENNES

A L'USAGE

DES GENS DU MONDE

ET DE

LA JEUNESSE EN PARTICULIER

PAR

Le Docteur G. DARIN

ATTACHÉ AU DISPENSAIRE DE SALUBRITÉ A LA PRÉFECTURE DE POLICE

> Chaque progrès fait en hygiène est
> plus utile à la vie des hommes que
> les plus grandes découvertes de la
> pathologie et de la thérapeutique.
> *(Rev. scien.)*

PARIS

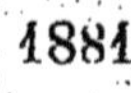 ADRIEN DELAHAYE ET ÉMILE LECROSNIER, ÉDITEURS 

PLACE DE L'ÉCOLE-DE-MÉDECINE

1881

INSTRUCTION PRATIQUE

SUR LES

MALADIES VÉNÉRIENNES

A L'USAGE

DES GENS DU MONDE

ET DE

LA JEUNESSE EN PARTICULIER

PAR

Le Docteur G. DARIN

ATTACHÉ AU DISPENSAIRE DE SALUBRITÉ A LA PRÉFECTURE DE POLICE

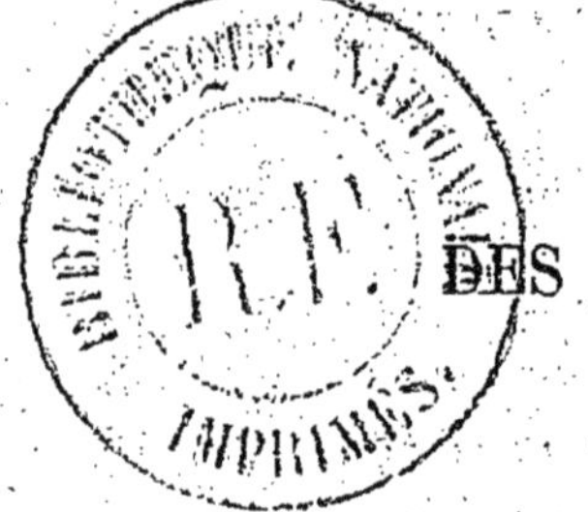

> Chaque progrès fait en hygiène est
> plus utile à la vie des hommes que
> les plus grandes découvertes de la
> pathologie et de la thérapeutique.
> (*Rev. scient.*)

PARIS

ADRIEN DELAHAYE ET E. LECROSNIER, ÉDITEURS

PLACE DE L'ÉCOLE-DE-MÉDECINE

1881

2098-80. — CORBEIL. Typ. et stér. CRÉTÉ

INSTRUCTION PRATIQUE

SUR LES

MALADIES VÉNÉRIENNES

> « Le charme de sentir *ne doit*
> *pas être* si fort, qu'il empêche
> de rien prévoir. »

« Un vieux militaire, qui s'est distingué par ses mœurs autant que par son courage, m'a raconté que, dans sa première jeunesse, son père, homme de sens, mais très dévot, voyant son tempérament naissant le livrer aux femmes, n'épargna rien pour le contenir ; mais enfin, malgré tous les soins, le sentant prêt à lui échapper, il s'avisa de le mener dans un hôpital de vérolés, et, sans le prévenir de rien, le fit entrer dans une salle où une troupe de ces malheureux expiaient, par un traitement effroyable, le désordre qui les y avait exposés. A ce hideux aspect, qui révoltait à la fois tous les sens, le jeune homme faillit se trouver mal. « Va, « misérable débauché, lui dit alors le père d'un ton véhé- « ment, suis le vil penchant qui t'entraîne ; bientôt tu se- « ras trop heureux d'être admis dans cette salle, où, vic-

« time des plus infâmes douleurs, tu forceras ton père
« à remercier Dieu de ta mort. »

« Ce peu de mots, joints à l'énergique tableau qui
frappait le jeune homme, lui firent une impression
qui ne s'effaça jamais. Condamné par son état à passer
sa jeunesse dans des garnisons, il aima mieux essuyer
toutes les railleries de ses camarades que d'imiter leur
libertinage. « J'ai été homme, me dit-il, j'ai eu des
« faiblesses ; mais parvenu jusqu'à mon âge, je n'ai
« jamais pu voir une fille publique sans horreur. »
(*Émile*, liv. IV.)

Que le moraliste essaye, par des leçons analogues,
ou par tout autre moyen, de lutter contre les entraîne-
ments des passions et de l'instinct, c'est son devoir.
Qu'il n'oublie pas d'ailleurs que trop de sévérité pourrait conduire à l'emploi de moyens illégitimes d'amortir
l'aiguillon de la chair.

Le devoir du médecin est différent. Sachant par expérience que la puissance de l'instinct sexuel résiste à
tout et brave même l'instinct du danger, il cherche à
prévenir des maux presque fatals, ou à les guérir.
C'est là l'objet de la prophylaxie et de la thérapeutique.

Cependant, il faut qu'on le sache bien : en ce qui
concerne les affections vénériennes, l'hygiène la plus
sûre se confond avec les préceptes de la morale, car
l'ancien adage « unicum prophylacticum mali venerei
est abstinentia à bono venereo », n'a guère perdu de sa
vérité.

Nous ne sommes pourtant pas absolument désar-
més, et, si ceux qui s'exposent au danger voulaient
prendre les précautions que nous allons indiquer, il

est certain que les risques seraient considérablement diminués.

SIGNALEMENT DU MAL VÉNÉRIEN

Voyons d'abord en quoi consiste le danger en question. Il se présente sous plusieurs formes :

La première est la *blennorrhagie*; la deuxième, le *chancre simple*; la troisième, le *chancre infectant* et ses suites effroyables.

Tous ces accidents sont dits *vénériens*, parce qu'ils résultent de l'abus des plaisirs de l'amour, mais la blennorrhagie et le chancre simple diffèrent essentiellement du chancre infectant. Ce sont en effet des maladies qui restent locales, tandis que le dernier n'est que le début de la syphilis, affection qui empoisonne le sang, détermine des lésions dans les organes les plus profonds et peut même se transmettre aux enfants, qui succombent souvent dans le sein de leur mère.

La *blennorrhagie* (chaude-pisse, coulante, écoulement, échauffement) prend le nom de blennorrhée ou goutte militaire quand elle devient chronique. Elle consiste en une inflammation spécifique de la membrane muqueuse des organes génitaux, qui produit un écoulement mucoso-purulent et se déclare généralement du deuxième au huitième jour après un coït impur.

Cet accident peut se compliquer de l'inflammation des organes voisins : prostate, vessie, reins, testicules (chaude-pisse tombée dans les bourses), — des vaisseaux de la verge (chaude-pisse cordée), — de diverses muqueuses, notamment de celle des yeux (ophthalmie blennorrhagique, qui peut entraîner très rapidement la perte de la vue, — des articulations (rhumatismes blennorrhagiques), etc. Enfin il laisse souvent à sa suite diverses infirmités telles que : rétrécissements de l'urèthre, hypertrophie de la prostate, impuissance, etc., etc.

La blennorrhagie résulte d'un coït impur. Le *simple contact* de la muqueuse des organes génitaux avec l'écoulement d'une femme atteinte de cette maladie suffit à la communiquer.

Les échauffements que l'on prend quelquefois avec des femmes *saines*, ou atteintes de fleurs blanches, etc. ; ceux que produisent les excès alcooliques ou autres, ne sont que des uréthrites simples, comme en déterminent les irritants mécaniques ou chimiques (passage d'une sonde, injections, par exemple).

Le *chancre simple* (ou mou) est aussi un accident contagieux et dérivant, non plus du simple contact, mais de l'inoculation du produit sécrété par une ulcération semblable.

Il exige donc pour se développer une solution de continuité du tégument muqueux ou cutané ; mais la moindre éraillure suffit pour permettre l'introduction du principe virulent.

On le voit le plus souvent aux organes sexuels. Il peut aussi apparaître en un point quelconque du corps, si ce point est dénudé de son revêtement épidermique et mis en contact avec un chancre suppurant ou avec le produit fourni par cette ulcération.

Il se développe *dès les premiers jours* qui suivent l'inoculation du virus.

Son action reste locale ou retentit seulement sur les ganglions du voisinage qui peuvent s'abcéder (bubons) et fournir un pus aussi contagieux.

Le chancre mou n'empoisonne donc pas l'économie, mais il est quelquefois extrêmement destructeur, et peut faire disparaître des organes entiers.

Le *chancre infectant* (ou induré) apparaît après une période d'incubation *de trois à quatre semaines*. Il semble constituer une lésion insignifiante relativement au précédent ; il s'accompagne toujours de la tuméfaction des ganglions correspondants (chapelet, pléiade ganglionnaire), mais ces glandes restent indolentes et ne suppurent pas. Ce sont là des caractères insidieux, car le chancre induré n'est autre chose que le premier symptôme de la vérole !

Il résulte de l'inoculation du produit d'un chancre semblable et de celui des accidents consécutifs, du sang des personnes syphilitiques, etc., car le principe virulent envahit tout l'organisme et imprègne tous les tissus.

Il peut donc se montrer en tous les points du corps, où il trouve une brèche ouverte, c'est-à-dire la moindre rupture épidermique.

La syphilis (ou vérole) une fois déclarée, par l'apparition du chancre induré, a une évolution assez régulière, mais plus ou moins longue, ne finissant parfois qu'avec la vie.

L'accident *primitif*, le chancre, se cicatrise généralement assez vite, ne laissant à sa suite que des vestiges peu importants et l'engorgement ganglionnaire. Puis, après une période variable de plusieurs semaines à quelques mois, pendant laquelle l'action du poison se révèle seulement par un certain ensemble de phénomènes généraux (fièvre syphilitique), éclate la série des accidents *secondaires*.

Le siège de ces lésions est surtout la surface cutanée

et muqueuse (roséole, papules, végétations, ulcérations capables de produire des ravages considérables, plaques muqueuses, alopécie, etc., en un mot tout le cortège des *syphilides*).

Enfin, au bout de plusieurs mois, si la maladie constitutionnelle n'a pas été enrayée par un traitement convenable, apparaissent les accidents *tertiaires* (lésions des parties profondes, muscles, os, viscères, etc., qui peuvent entraîner toutes sortes d'infirmités, la paralysie, la démence et même la mort).

Ce n'est pas tout, le malheureux porteur d'une vérole *non éteinte* est dangereux comme époux et comme père. Les enfants qu'il pourra procréer mourront dans le sein de leur mère ou hériteront de la tare paternelle (syphilis héréditaire).

Dans ces conditions, tout homme honnête doit rester garçon ; il ne peut sans immoralité songer au mariage, car il n'a pas le droit d'associer une femme et des enfants innocents aux terribles conséquences de sa maladie.

Heureusement, la syphilis peut s'éteindre et ne condamne pas à un célibat éternel. Nous dirons tout à l'heure quelles sont les conditions qui permettent au vérolé d'aspirer au mariage sans forfaire à l'honneur.

MOYENS PRÉVENTIFS

L'ennemi étant connu, voyons maintenant comment on peut se garantir de ses coups.

En premier lieu, il faut toujours considérer la femme comme *suspecte*, surtout si c'est une fille publique, insoumise ou *autre*. Toutefois il y a une énorme différence entre les filles qui se soumettent aux visites réglementaires et les insoumises ; celles-ci fournissent un chiffre de malades plus de trente fois supérieur aux premières. Il serait donc sage de s'assurer, quand on est raccolé par une femme sur la voie publique, si elle est munie de la carte que délivre l'administration et qui doit être visée tous les quinze jours.

Deuxièmement, laissant de côté tout sentiment d'amour-propre et de Donquichottisme, il ne faut pas craindre de manifester sa défiance et d'exiger certaines précautions utiles toujours et souvent indispensables.

Il n'y a pas lieu de se gêner beaucoup dans les relations les plus vénales... D'ailleurs, les soins de propreté que vous demanderez peuvent avoir une utilité réciproque.

La recherche de l'écoulement blennorrhagique n'est évidemment guère possible. La syphilis se révèle heureusement par des signes plus ostensibles. Si, en dépit d'une apparence générale de santé, vous découvrez sur la peau des taches ou des boutons de couleur cuivrée, des éraillures aux coins de la bouche, en même temps que des glandes roulant sous le doigt à la nuque, sur les côtés du cou, ainsi que des cheveux ternes, secs, pulvérulents, vous êtes en face d'une pestiférée. Hâtez-vous de la fuir.

Fuyez également la femme *quæ patitur menstrua*, comme dit le Lévitique ; parce que, sans parler de plus légers inconvénients, le sang d'une personne récemment infectée peut transmettre la vérole.

Maintenant, si l'exploration que vous avez pu faire ne vous inspire aucun soupçon ou bien si, trop timide ou trop ému, vous n'avez osé entreprendre aucune recherche, ne vous fiez pas à l'ignoble engin, imaginé par un partisan de Malthus, et qui, suivant une définition célèbre, est *cuirasse contre le plaisir, toile d'araignée contre le danger,* — mais exigez que la dame passe à son cabinet de toilette et fasse de larges ablutions *intùs et extra.*

Ce moyen bien simple est sûr et il suffirait, s'il était toujours convenablement employé, à faire disparaître la blennorrhagie. C'est vraiment de l'hygiène publique autant que privée. — Rappelez-vous que le contact de la sécrétion blennorrhagique avec la muqueuse oculaire suffit à déterminer une inflammation pouvant amener la cécité.

Souvenez-vous encore que la moindre écorchure permet la pénétration du virus syphilitique dans l'économie et qu'il est prudent de fermer cette porte d'entrée en enduisant le membre viril d'un corps gras, huile, cérat, etc.

N'oubliez pas, enfin, que tous les accidents secondaires de la vérole sont aussi contagieux que le chancre, et qu'ils se rencontrent en bien des endroits divers (organes génitaux et voisinage, lèvres, langue, gorge, mamelons, etc.), méfiez-vous donc des baisers lascifs, des pratiques lesbiennes, etc. A bon entendeur, salut !

Évitez les libations *avant*, comme *après*. Bacchus conspire contre vous avec Vénus. — Soyez modéré dans la satisfaction de votre volupté. — Enfin, quand vous aurez contenté la bête, recouvrez votre énergie et rappelez-vous un sage précepte de l'école de Salerne : *Post coïtum si mingas, apte servabis urethras*, c'est-à-dire ne manquez pas d'uriner le plus tôt possible. Ce sera l'injection préventive, conseillée par quelques auteurs, faite naturellement et à rebours, avec cette différence qu'elle est plus pratique et non moins efficace.

Arrachez-vous encore avec empressement des bras de l'amour pour vous laver immédiatement ; l'eau pure, ou additionnée d'un liquide spiritueux (eau de Cologne, etc.), entraînera le virus qui a pu se déposer sur les parties.

Enfin l'expérience prouve qu'il est utile de cautériser, aussitôt qu'on l'a découverte, la moindre éraillure que peuvent présenter les organes génitaux dans les jours qui suivent un congrès suspect. L'homme prudent ne saurait donc trop s'observer pendant quelque temps ; s'il est en danger de syphilis, la cautérisation n'est guère moins indispensable qu'après la morsure d'un chien enragé.

Nous rendrons encore service à nos lecteurs en leur signalant un danger d'une autre nature que l'on court avec les femmes de mauvaise vie. C'est celui d'attraper la *gale*, ou d'autres affections parasitaires, mais moins importantes. Combien n'avons-nous pas vu de fils de famille qui avaient pris ainsi cette maladie ! Elle se transmet surtout la nuit. L'éruption qu'elle détermine peut s'étendre à toute la surface du corps, sauf à la face, et elle provoque des démangeaisons atroces. Défiez-vous donc des personnes qui ont des boutons sur la peau et qui se grattent le soir ou pendant la nuit.

TRAITEMENT

La blennorrhagie ne réclame, à la première période, que des injections sédatives ou légèrement astringentes, l'abstinence des boissons alcooliques et des aliments épicés, des tisanes douces, etc.

Pour les injections, il importe de se servir d'une seringue spéciale. Une poire de caoutchouc, munie d'une canule de 4 à 5 centimètres de longueur et contenant environ 100 grammes de liquide, doit remplacer les petites seringues de verre si répandues dans le commerce et qui sont complètement inefficaces.

Les balsamiques (copahu, cubèbe, etc.), utiles plus tard, ne valent rien au début.

Enfin, cette affection, étant purement locale, n'exige aucune médication générale *spécifique*.

Le chancre *mou* demande à être détruit par la cautérisation, *quand les circonstances sont favorables*. Dans le cas contraire, des lotions légèrement antiseptiques suffisent. Il faut aussi avoir soin d'isoler l'ulcère des parties saines environnantes, car son contact pourrait déterminer une lésion semblable.

Cet accident restant local n'exige pas plus que la blennorrhagie de traitement constitutionnel *spécifique*.

Quant au chancre induré, il faut, par des cautérisations préventives, essayer de l'empêcher d'apparaître ; si l'on échoue, la syphilis est déclarée et, à moins d'un traitement méthodique et prolongé, elle parcourra ses phases avec une rigueur inexorable.

Nous n'avons pas la prétention d'indiquer ici la thérapeutique des maladies vénériennes. La médecine est une science d'observation qui ne peut s'apprendre qu'au lit des malades et après de fortes études d'anatomie, de physiologie, etc.

Pour le public ordinaire, rien n'est même plus funeste que la lecture des ouvrages médicaux.

L'hygiène est plus accessible aux gens du monde ; or, les quelques lignes qui précèdent ont pour unique but de leur apprendre à déjouer les calculs des exploiteurs des maladies vénériennes, c'est-à-dire de leur faire connaître la prophylaxie du charlatanisme.

C'est un fléau qui fait plus de ravages que tous les

maux dont nous venons de parler. Il importe donc de savoir s'en garer.

En premier lieu, il faut se défier des guérisseurs qui font le commerce des drogues.

Il est à craindre, en effet, que ces industriels ne cherchent à se rattraper à force de sirops, d'élixirs, de robs, de pilules, de biscuits, etc., plus nuisibles encore à la santé qu'à la bourse.

N'allez donc jamais dans un cabinet dit médical doublé d'une pharmacie, lors même que le propriétaire serait à la fois docteur et pharmacien authentique. Le médecin honnête ne cumule pas l'exercice des deux professions.

Dans le même ordre d'idées, considérez comme suspecte toute ordonnance que vous ne pourriez pas faire exécuter chez un pharmacien *de votre choix*.

N'acceptez point de remèdes secrets.

Deuxièmement, il faut fuir les gens qui font des réclames ou des annonces promettant une cure prompte et radicale, par des médicaments végétaux, au moyen d'une médecine physiologique, rationnelle, etc. Ce ne sont que des attrape-nigauds.

Voici à quoi s'exposent les naïfs qui se laissent prendre à leurs filets :

Pour des maladies purement locales, comme la blennorrhagie et le chancre simple, on les bourrera de drogues, de *dépuratifs*, destinés à prévenir des accidents imaginaires. Heureux quand ces médicaments, toujours coûteux, ne seront pas nuisibles à la santé.

On leur donnera prématurément le cubèbe et le copahu. On exploitera leurs peurs et leurs préjugés de toutes les façons imaginables.

Pour éviter la production de rétrécissements, qui ne résultent le plus souvent que du séjour prolongé du pus sur la muqueuse de l'urèthre, on les traitera *sans injections*, alors que ces lavages sont indispensables pour nettoyer le canal ; ou bien, on déterminera des inflammations épouvantables par l'introduction de caustiques solides.

L'écoulement de liquide prostatique, qui accompagne certaines blennorrhagies, est souvent pris par les malades pour de la spermatorrhée ; leur esprit se frappe et il n'est pas rare de voir survenir chez eux une mélancolie spéciale avec une impuissance passagère, qui ne réclame souvent, pour disparaître, que de bonnes paroles. Mais ce n'est pas là l'affaire des charlatans ; ils profiteront de l'occasion pour exagérer les craintes de ces malheureux et leur administrer des médicaments inutiles ou leur faire subir des opérations dangereuses.

Aux yeux du charlatan, tout chancre doit être infectant, car c'est celui qui doit lui rapporter davantage, le chancre simple n'exigeant qu'une médication locale.

Rappelez-vous donc que ce dernier apparaît presque immédiatement après un coït impur, tandis que l'ulcère syphilitique se montre seulement au bout de *plusieurs semaines* d'incubation, en s'accompagnant *toujours* de l'engorgement des ganglions de l'aine sans que ces glandes suppurent.

Cette simple notion vous suffira à confondre l'individu qui voudrait vous exploiter.

C'est alors que vous devez repousser les composés mercuriels qu'on ne manquera guère de vous proposer sous une forme ou sous une autre (biscuits dépuratifs, pilules, robs, sirops dépuratifs, toujours des dépuratifs) !

La moindre écorchure, le bobo le plus simple (l'herpès si fréquent au prépuce) passera même à la dignité de chancre, et sera traité comme tel, si vous voulez bien y consentir.

Enfin, si vous avez le malheur d'avoir un vrai chancre infectant, remettez-vous en toute confiance entre les mains d'un médecin honnête et compétent ; allez à lui, dépouillé de tout préjugé, et sachez bien que si la syphilis est une affection redoutable quand elle est abandonnée à elle-même, il n'y a point heureusement de maladie mieux connue aujourd'hui et qu'il n'en est aucune dont le traitement soit plus sûr et plus efficace (1).

CONDITIONS A REMPLIR POUR DEVENIR APTE AU MARIAGE

Terminons cette petite étude par l'examen d'une question qui préoccupe à juste titre un grand nombre d'honnêtes gens.

Un homme qui a eu la syphilis peut-il se marier ?

Oui, s'il est guéri. Autrement il s'expose à contaminer sa femme, à procréer des enfants non viables ou des avortons et à se trouver, un jour ou l'autre, dans l'impuissance de soutenir sa famille par suite des infirmités dont il reste menacé ou enfin à devenir un objet de répulsion pour les siens.

Nous disons qu'un vérolé est apte au mariage, à la condition d'être guéri. Cela suppose qu'il a subi le traitement approprié. Un médecin seul possède l'autorité nécessaire pour se prononcer en pareille matière.

Toutefois, voici des conditions formulées par M. Fournier qui permettent à chacun de juger s'il a le droit de devenir chef de famille.

La première est l'absence de *tout accident actuel*. Elle est évidente par elle-même et n'aurait pas besoin d'être énoncée si l'on ne rencontrait des hommes assez

(1) Pour plus de détails sur la *Prophylaxie du charlatanisme*, voir les *Lettres à Émile*, par Langlebert, ouvrage qui nous a inspiré l'idée de cet opuscule.

cyniques ou assez insouciants pour exposer une femme vertueuse à des dangers certains et épouvantables.

2° Il faut qu'il se soit écoulé *au moins* trois ou quatre ans depuis le début de la maladie. Les faits prouvent, en effet, que la transmission de la syphilis est d'autant plus facile que la maladie est plus récente. Avec le temps et sous l'influence d'un bon traitement, le danger diminue. « En deçà du terme fixé plus haut, l'observation ne montre que catastrophes ; au delà, les accidents s'atténuent d'une façon considérable. » Le plus sûr est donc de différer le mariage le plus longtemps possible.

3° Pour plus de garantie, il importe de rester un certain temps — de 18 mois à deux ans *au minimum,* — sans qu'il se soit produit la moindre manifestation syphilitique.

4° Tout ce temps d'attente devra être consacré aux soins méthodiques d'une cure spécifique, dirigée par le médecin. L'expérience montre, en effet, l'efficacité d'un traitement bien compris, et les risques que font courir l'incurie et la négligence.

Ajoutons qu'il se rencontre malheureusement quelques cas de vérole réfractaire à tout traitement et qui par conséquent entraînent une inaptitude absolue au mariage. Le médecin seul a l'autorité voulue pour apprécier ces cas, et malgré ce que son verdict a de douloureux, l'honnête homme ne doit pas hésiter à l'accepter.

Enfin, combattons avec M. Fournier le préjugé qu'ont les gens du monde en s'imaginant qu'une station aux eaux sulfureuses a le privilège de dépurer le sang, de *faire sortir la vérole.* Une pareille cure a ses avantages, sans aucun doute, mais on risque de se tromper cruellement en lui demandant de servir de *réactif* de la syphilis.

2098-80. — Corbeil. Typ. et stér. Crété.